LEÇONS

DE

CLINIQUE OBSTÉTRICALE

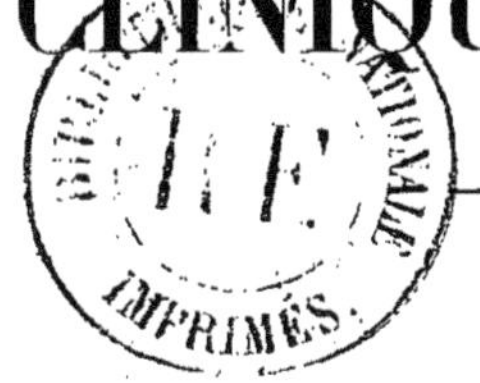

IXᵉ LEÇON

DE L'ACCOUCHEMENT PROVOQUÉ PRÉMATURÉMENT
OU A TERME

PAR

Le Docteur Eugène VINCENT

Professeur Agrégé libre,
Ex-Chirurgien en chef de la Charité de Lyon.

LYON

A. REY ET Cⁱᵉ, IMPRIMEURS-ÉDITEURS

4, RUE GENTIL, 4

1904

LEÇONS

DE

CLINIQUE OBSTÉTRICALE[1]

IXᵉ LEÇON

DE L'ACCOUCHEMENT PROVOQUÉ PRÉMATURÉMENT OU A TERME

CONCLUSIONS. — 1º On doit donner la préférence pour l'instrumentation à un dilatateur métallique comme celui de Tarnier, par exemple; 2º on peut légitimement provoquer l'accouchement au terme normal de la grossesse, pour éviter la dystocie tenant à la disproportion du volume fœtal avec la filière pelvienne.

§ I. — De l'Accouchement artificiel prématuré.

*On doit donner la préférence pour l'instrumentation
à un dilatateur métallique, comme celui de Tarnier, par exemple.*

J'écarte volontairement de cette leçon tout parallèle avec la symphyséotomie, grande question qui a été si complètement et si magistralement traitée par le professeur Pinard. A plus forte raison, éviterai-je de parler de l'opération césarienne. Je m'abstiendrai également d'aborder la détermination des indications de l'accouchement prématuré artificiel, du moins des indications étudiées par le menu : Je suppose que nous sommes absolument d'accord sur les indications et qu'il ne reste plus qu'à for-

[1] Extrait d'un ouvrage en préparation.

muler le *modus faciendi;* sur ce point, je vais exprimer mon opinion très franchement.

On entend par accouchement prématuré artificiel l'opération par laquelle on détermine l'expulsion du fœtus à une époque de la gestation où ce fœtus est cliniquement viable, c'est-à-dire entre sept mois et demi et neuf mois. Plus on se rapprochera du terme, il est manifeste que plus grande sera la force de résistance vitale de l'enfant, quoiqu'en dise le public ignorant qui croit à la vertu du chiffre sept.

L'idée de la provocation de l'accouchement dans un but de thérapeutique obstétricale n'est pas très ancienne, puisqu'elle aurait été émise en 1756, par Macaulay, puis adoptée par Denmann, autre accoucheur anglais.

En 1820, elle fut accueillie en Allemagne par Reisenger, puis en Belgique en 1830. Les accoucheurs français la repoussaient avec dédain, avec horreur. Cependant, le mémoire de Stoltz, doyen de la Faculté de Nancy, parvint, en 1833, à laver cette opération de la flétrissure que lui avaient infligée Kerkaradec et les élèves de Baudelocque ; elle trouva ensuite d'ardents défenseurs en Dezeimeris, Dubois, Velpeau, Jacquemier, Chailly, Cazeaux, etc., etc. Dubois admit l'accouchement prématuré artificiel dans la chorée, mais pas dans l'éclampsie ; il l'admit aussi pour certains cas de dyspnée, d'hydropisie de l'amnios, de tumeurs abdominales, de mort du fœtus habituelle, c'est-à-dire de grossesses antérieures où le fœtus a succombé avant le terme, de vomissements incoercibles, de rétrécissement du bassin.

Trois conditions étaient requises : 1° L'état de viabilité du fœtus, sept mois au moins ; 2° l'état des organes de la mère, état créant l'impossibilité de l'accouchement à terme, par suite du rétrécissement du bassin ou par suite de la présence de tumeurs ; 3° la grosseur du fœtus, dont la tête est trop volumineuse, qui se présente mal ou qui est un monstre.

On connaît les études très soignées qui ont été faites pour établir les circonférences et les diamètres de la tête fœtale, mois par mois, semaine par semaine, pendant la vie intra-utérine. Ces mensurations ne peuvent prétendre à être rigoureuses, dès lors qu'aucun fœtus ne ressemble à un autre, mais elles sont utiles à connaître pour guider le geste de l'accoucheur qui, du reste, n'a pas besoin d'une rigueur mathématique dans la solution d'un problème où rien n'est inflexible, pas même le squelette pelvien.

Comment faire accoucher une femme avant son terme ? Cela semble facile, lorsqu'on pense avec quelle facilité la grossesse est interrompue chez certaines femmes, à la suite d'un voyage en chemin de fer, en automobile, en voiture, à la suite d'une promenade à pied, d'une course en ville, d'une visite aux grands magasins, d'une émotion, d'un rien. Mais les vieux praticiens savent, qu'en général, le fœtus semble vissé à toute épreuve chez les femmes qui devraient avoir ces interruptions accidentelles pour accoucher avec moins de peine et utilement.

Ce n'est point parce que chez la femme rien ne va suivant la raison, mais parce que chez les rétrécies ou les obstruées, la présentation ne presse pas sur le segment inférieur, tandis que, chez les femmes à large bassin, la présentation s'engage trop aisément et de bonne heure ; le fœtus étant plus près de la porte en profite pour s'échapper avant la fin de la classe.

Ceci m'amène à parler des trois classes en lesquelles Pajot divisait les procédés d'exécution de l'accouchement prématuré provoqué.

— 6 —

Pᴿᴇᴍɪᴇ̀ʀᴇ ᴄʟᴀssᴇ. — *Procédés qui agissent par ponction.* — La ponction de l'œuf (Macaulay), avec le doigt ou un instrument, expose à tuer l'enfant par le trouble circulatoire dont il souffre en restant longtemps privé d'eau. Pour éviter l'inconvénient de la déplétion trop rapide de l'utérus, Meissner, en Allemagne, inventa de ponctionner les membranes très haut au moyen d'une sonde à dard, Villeneuve aussi ; mais il serait plus simple de se servir d'un aspirateur de Dieulafoy, avec une très petite aiguille, s'il était aisé de l'introduire.

Dᴇᴜxɪᴇ̀ᴍᴇ ᴄʟᴀssᴇ. — *Procédés qui agissent par dilatation.* — Les dangers de la ponction suggérèrent à Klugge, en Allemagne, l'idée d'employer l'éponge préparée : on obtenait en huit heures des contractions, au lieu des journées qu'il fallait avec la ponction. Alors, on administrait de l'ergot pour emballer l'utérus réveillé ; on rompait les membranes, lorsque la dilatation était suffisante. Le côté noir du procédé était la fièvre puerpérale que l'éponge paraissait favoriser. Wetter, de Gand, la remplaça, sans grand profit, par des tiges de *laminaria*. Ce n'était pas l'idéal. Busch crut le trouver dans l'action d'une pince à trois branches, et, de fait, il l'avait trouvé.

L'instrument étant moins bon que l'idée, Barnes proposa en 1862 des poches de caoutchouc en forme de violon, que l'on gonflait en y injectant de l'eau, Mattei un sphéno-siphon, d'autres un colpeurynter, Tarnier, Pajot des dilatateurs en caoutchouc très ingénieux qui avaient le mauvais esprit de se laisser difficilement introduire et d'éclater intempestivement quand ils étaient en place et qu'on les gonflait. Le double ballon de Chassagny, 1876, eut de rares triomphes suivis de pareilles mésaventures. — Les ballons de Champetier de Ribbes, faits

en soie caoutchoutée, n'éclatent pas, mais ils sont diffi-
ciles à introduire et à maintenir en bonne place; ils sup-
posent un commencement de dilatation qui, le plus
souvent, n'existe pas et, quoique moins dangereux au
point de vue de la propreté, ils le sont toujours et, en
plus, ils exposent à des modifications malheureuses de la
position et de la présentation.

Ces procédés agissent tous lentement et les accoucheurs
ont cherché à en renforcer l'influence en faisant appel à
la vertu ocytocyque des bains, de la saignée, de la bella-
done, du laudanum, de la lactose, du chlroroforme,
même de l'acide carbonique. Nous n'avons pas besoin
d'insister sur les dangers ou l'impuissance de ces divers
adjuvants.

TroisièME Classe. — *Procédés qui agissent par excitation.* — Velpeau et Schœller de Vienne ont vanté le
tamponnement, qui est réellement efficace, mais avec
lenteur et risque d'infection, *Kiwisch* de Wurtzbourg a
soulevé en 1848 un véritable enthousiasme avec ses douches vaginales ; Cazeaux suivit Kiwisch et l'on se mit à
faire toutes les trois heures, pendant un quart d'heure, une
douche sur le col avec un jet généralement fort. Ce système
est lent et fort embarrassant, mais cela est négligeable,
au regard des morts subites, dont la douche vaginale a été
souvent la cause. On a remarqué que cette catastrophe
n'est jamais venue avant la septième douche, Cohen de
Hambourg alla plus loin, il fit des injections intra-utérines
et il eut des cas de mort.

Ces inventions multipliées prouvent que la provocation de l'accouchement n'est pas si facile qu'on le croit.
Krause pensa diminuer les lenteurs de la mise en train
dés contractions en introduisant une sonde molle entre

les membranes et la face interne de l'utérus; il évitait l'introduction fatale de l'eau ou de l'air dans les veines et il obtenait des contractions au bout de huit à dix heures. On lui objecta le danger de la pénétration de la sonde dans la masse du placenta ou entre le placenta et la caduque, le danger de l'hémorragie qui pouvait en résulter, de la pyohémie, etc. L'argument persiste avec non moins de force encore aujourd'hui.

Braun laissa cette sonde et proposa le décollement du segment inférieur de l'œuf avec le doigt. Ce procédé n'est pas efficace et le reproche qu'on fait à la sonde s'applique au doigt pour la propreté.

Le travail traîne, de loin en loin des bouffées de contractions, puis le calme plat; la femme s'énerve et l'accoucheur en fait autant. Voilà ce que l'on obtient avec la plupart des moyens que nous avons rappelés ci-dessus. On a eu recours au seigle ergoté, ou sulfate de quinine aux emménagogues, aux frictions sur le ventre, sur les seins, à la marche forcée, aux bains, etc., sans augmenter beaucoup la rapidité du travail et quelquefois en le compliquant de phénomènes tétaniques par intoxication et de rétention placentaire.

Les bains électriques, l'électricité sous toutes ses formes, ont été employés; mais en général les résultats ont été nuls au point de vue de la provocation du travail; de plus, on signale des cas de mort, comme en ont donné les douches vaginales percutantes de Kiwisch et les injections intra-utérines de Cohen.

Les accoucheurs ont tous, après des essais infructueux d'un procédé unique, adopté une méthode mixte, suivant leurs idées personnelles et celles de l'époque où ils vivaient. Ainsi Pajot employait les douches vaginales non percutantes, je pense, et l'éponge préparée, qu'il eût repoussée avec nous, au nom de l'antisepsie ; Verrier combinait les douches avec le dilatateur de caoutchouc de Tarnier ou la sonde de Krause.

A Lyon, régnait aussi la méthode mixte. Nous avons reçu de nos prédécesseurs à la Maternité la méthode combinée des douches vaginales chaudes, prolongées, non percutantes et de la bougie de Krause introduite en s'aidant du spéculum puis fixée par un tamponnement. On arrivait, en quatre à cinq jours, au but poursuivi avec beaucoup d'eau, beaucoup d'insomnie, et beaucoup de patience. Le double ballon du très ingénieux Dr Chassagny n'obtint jamais droit de cité à la Charité ; c'était malpropre et cela vous éclatait au moment psychologique. Nous adoptâmes plus volontiers les ballons de Champetier de Ribbes. Voici le moment d'exposer la série de mes évolutions en fait de provocation de l'accouchement.

J'espère que c'est une série ascendante. Vous en jugerez. Trois phases la composent :

Première phase. — Elle est toute pénétrée de tradition, cela est dû aux anciens, nos maîtres :

a) Injections vaginales à l'eau boriquée ou à l'eau bouillie, 3 injections de 5 à 6 litres toutes les deux heures dans la matinée, autant dans la soirée.

b) Sonde de Krause stérilisée le mieux possible, laissée en place pendant six à huit heures.

c) Emploi des ballons de Champetier.

d) Emploi de la sonde de Reverdin ou d'un cathéter métallique.

J'avoue que je n'ai jamais pu me décider à introduire les ballons ni dans le col ni dans la partie juxta-cervicale du segment inférieur de l'utérus. Je mettais ces ballons dans le vagin ; ils agissent par leur contact avec le col comme un tamponnement quelconque. Ce contact irrite le col, et, de cette irritation naissent des contractions. La distension du vagin par les ballons gonflés provoque surtout des contractions réflexes très énergiques.

J'ai repoussé les introductions dans la cavité cervicale et au delà pour les motifs suivants :

1° Crainte de transformer une position bonne en une moins bonne : par exemple, un sommet en front ou face ; une présentation céphalique en présentation de l'épaule par le refoulement de la tête ;

2° Difficulté d'introduire réellement le ballon dans le col ;

3° Douleurs de cette introduction pour la femme ;

4° Danger de perforation des membranes, de blessure du col et de décollement du placenta bas situé, par l'extrémité de la pince-porte-ballon ;

5° Enfin, danger d'infection par un ballon mis en contact si direct avec une région vasculaire et partant absorbante, si elle est ulcérée, éraillée, comme c'est le cas ordinaire. Dans le vagin, le danger est moindre. J'accorde que tout ballon est suspect, même quand il a été savonné et qu'il a macéré dans une solution antiseptique.

J'ai persévéré à ne placer les ballons que dans le vagin, parce que j'ai souvent déterminé de cette façon des contractions rapides. Je crois, à en juger par les plaintes des femmes, que les douleurs, dont elles crient, ne sont pas seulement des douleurs utérines, mais des douleurs de distension du vagin, comme en provoquent les pessaires de Gariel trop gonflés.

Par contre, chez certaines femmes, le vagin trop hospitalier tolère si bien les ballons que la présence des plus gros calibres le laisse parfaitement indifférent et qu'on ne provoque ainsi aucune douleur utérine ou à peu près.

J'ai recours comme adjuvant à l'introduction d'un simple cathéter métallique, d'une bougie métallique béniquée ou de la sonde dilatatrice de Reverdin.

La combinaison de tous ces moyens procure la libération de l'utérus en vingt à vingt-quatre heures : dix à douze heures de bougie Krause, dix à douze heures de tamponnement avec les ballons Champetier et de manœuvres cervicales tendant à exciter le col par le contact d'un cathéter ou à le dilater avec un dilatateur métallique.

Tout est compris dans les vingt-quatre heures : dilatation, perforation des membranes, lorsque la dilatation est complète, intervention par version ou forceps suivant les cas, délivrance, etc.

Ce n'est déjà pas trop mal marcher ; c'est l'allure du train omnibus comparativement à la diligence de jadis et au char à bœufs des Mérovingiens. Les femmes d'aujourd'hui, habituées à la vitesse, trouvent que c'est trop long. J'ai cherché à faire plus vite dans ma *deuxième phase* : j'ai remisé les ballons au musée des vieilles voitures et composé ma méthode mixte de :

a) Bougie de Krause ;

b) Dilatateur métallique de Tarnier ; comme bien on pense, le territoire est assaini par des injections aseptiques ou antiseptiques dans les jours qui précèdent l'intervention. Je suis resté longtemps fidèle à la bougie de Krause, parce que je l'avais reçue de Laroyenne, de Fochier, de Delore, de Bouchacourt, de nos maîtres en obstétrique et aussi parce que, véritablement, c'est un bon moyen de préparer le travail, de le mettre en train et, qu'en prenant de très minutieuses précautions, on peut rendre la bougie aséptique. Je place la bougie la veille, entre huit et neuf heures du soir ; elle opère son travail silencieux d'excitation sans empêcher la femme de dormir ; le lendemain matin, au bout de dix à douze heures, je trouve le col plus mou et de petites douleurs se dessinent de loin en loin. Il y a un petit début. Je place alors le dilatateur de Tarnier et, en cinq à six heures, tout est fini ; total : quinze à dix-huit heures, c'est l'allure d'un train direct.

Notre siècle, épris de vitesse, ou en proie, comme le dit Lombroso, à la maladie de la locomotion rapide, veut encore plus. J'ai cherché à le satisfaire et voici ma *troisième phase*, qui sera la dernière.

Il ne semble pas qu'on puisse imprimer une plus vive allure à l'accouchement, sans imprudence.

Les accidents des trop grandes vitesses en automobilisme doivent nous servir de leçon.

Dans ma troisième et dernière manière, j'ai supprimé la bougie de Krause ; elle se réduit donc au :

Dilatateur métallique à trois branches du professeur Tarnier.

J'arrive ainsi plus vite et je supprime tous les inconvénients possibles ou réels de la bougie de Krause. Le réquisitoire contre cette modeste tige signale la difficulté de l'introduire, même en s'aidant du spéculum ; le danger de percer les membranes, de blesser le placenta, de le décoller, lorsque son insertion empiète sur la zone inférieure ; le danger d'infection par le fait de la malpropreté de la bougie ou par le fait de l'entraînement des liquides vaginaux septiques, qu'elle peut recueillir au passage.

Je n'ai pas eu de tels accidents dans ma pratique, mais je ne puis en nier la possibilité. Il faut admettre que tous ceux qui s'adonnent à l'obstétrique peuvent avoir une

défaillance dans la préparation de la bougie de Krause ;
on ne peut la faire bouillir suffisamment longtemps sans
la détériorer ; on peut ne pas la laver bien correctement
ni l'immerger vingt-quatre heures dans une solution de
sublimé, comme cela est, ou me paraît, nécessaire, pour
avoir toute sécurité, relativement à l'asepsie de cet instrument, qui, même neuf, est suspect d'avoir ramassé
des poussières et des impuretés dans les tiroirs et dans
les mains des vendeurs. Il vaut mieux s'en passer, si son
rôle peut être supprimé dans le scénario ; or, l'inutilité de
ce rôle m'a été démontrée par un cas, où la bougie avait
paru pénétrer, quoiqu'en réalité elle fût restée au fond du
vagin, en s'y pliant comme un mètre articulé. Il s'agissait
d'un bassin coxalgique avec aplatissement du côté malade ;
le col était très haut, parce que la présentation ne pouvait
s'engager et, d'autre part, l'ankylose de la hanche rendait
la manœuvre de l'introduction de la sonde pénible et in-
certaine, même avec le spéculum.

Le vagin, hospitalier et tolérant, n'avait pas réagi et, le
lendemain, la malade nous répondit qu'elle n'avait
éprouvé aucune douleur, rien d'anormal, qu'elle avait
dormi comme d'habitude.

Tout était à commencer.

Je résolus de n'employer que le dilatateur à trois
branches de Tarnier, instrument que j'avais utilisé jadis
à la Maternité pour faire des accouchements rapides, de
force, ce que j'ai appelé des césariennes cervicales chez
les moribondes.

Je m'étais servi du même instrument pour achever
l'œuvre de la sonde de Krause, des ballons de Champetier,
de la pince de Reverdin : on répétait à tort que cet instrument était un engin de torture, si bien que mon âme sen-
sible s'en était émue. J'avais tort.

Mon parti fut pris d'adopter énergiquement le plan suivant : faire deux séances d'une heure et demie à deux heures d'applications de deux branches de l'appareil, une séance dans la matinée, une séance dans la soirée, coupées par un repos de trois à quatre heures.

Les douleurs ont apparu, au bout de dix minutes et se sont succédé toutes les quatre minutes environ. Je les ai enregistrées avec les détails du travail dans le tableau suivant :

A 10 h. 5 minutes, mis deux branches du dilatateur métallique de Tarnier, en les guidant sur l'index et le médius de la main gauche ; la tête est placée très haut, le col est mou comme chez une secondipare. La femme est à huit mois et dix jours de gestation : bassin coxalgique aplati du côté malade.

10 h. 15. — Utérus se durcit.
10 h. 18. — Douleur forte.
10 h. 20 — — petite.
10 h. 21. — — forte.
10 h. 24. — — forte et longue.
10 h. 27. — — petite.
10 h. 28. — — forte et longue.
10 h. 35. — — petite et localisés au col.
10 h. 36. — — bonne, plus généralisée.
10 h. 40. — — — —
10 h. 44. — — — —
10 h. 47. — — — —
10 h. 54. — — — —
10 h. 59. — — — —
11 h. 2. — — — —
11 h. 6. — — — —
11 h. 10. — — — —
11 h. 13. — — —
11 h. 15. — — petite.
11 h. 28. — — — —
11 h. 30. — Enlèvement du dilatateur ; la femme demande un repos bien gagné.

Après la suppression du dilatateur, durant la récrétion, les douleurs n'ont pas cessé, mais se sont affaiblies et espacées. La sage-femme, élève de notre Maternité, a noté :

Midi 20. — Petite douleur.
Midi 35. — — —
1 h. 7. — — —
1 h. 25. — Légère contraction.
1 h. 45. — — —
2 h. 5. — Petite douleur.
2 h. 8. — — —
2 h. 20. — La contraction se localise à droite.
2 h. 30. — Légère douleur.
2 h. 35. — Petite.
2 h. 45. — —
3 h. 2. — —
3 h. 17. — Contraction plus généralisée.
3 h. 32 — Petite douleur.
3 h. 39 — —
3 h. 45. — Douleur assez bonne.
3 h. 50 — — —

Deuxième séance d'application du dilatateur métallique.

4 h. 12. — Introduction du dilatateur, comme ci-dessus, sans mettre la malade en position obstétricale.
4 h 15. — Sensation de douleur au col.
4 h. 19. — Contraction.
4 h. 22. — —
4 h. 24. — —
4 h. 32. — —
4 h. 34. — —
4 h. 38. — —
4 h. 40. — —
4 h. 46. — —
4 h. 50. — —
4 h. 56. — —
4 h. 58. — —
5 h. 3. — —
5 h. 7. — Enlèvement du dilatateur; injection vaginale pour nettoyer la région des sécrétions sanguinolentes qui s'écoulent et

accorder à la malade 30 à 45 minutes de repos. Pendant ce repos, il y a eu :

5 h. 34. — Une contraction spontanée très faible.

5 h. 38. —   —   —

5 h. 40. —   —   —

6 heures. — Réintroduction du dilatateur.

6 h. 4. — Douleur.

6 h. 9. — Petite douleur.

6 h. 13. — Fortes douleurs.

6 h. 18. —   —   —

6 h. 25. —   —   —

6 h. 30. —   —   —

6 h. 35. —   —   —

6 h. 37. —   —   —

6 h. 39. — Enlèvement du dilatateur, parce que les douleurs se succèdent avec une énergie croissante. — Lavage. — Examen : la dilatation est très avancée. — Lavage.

6 h. 46. — Douleurs fortes spontanées.

6 h. 51. —   —   —

6 h. 54. —   —   —

6 h. 56. — Rupture de la poche des eaux; la poche est épaisse, la tête s'engage sans procidence de cordon, il est indiqué de rompre cette poche pour hâter le travail, conduire l'écoulement des eaux avec lenteur en appuyant sur la tête pour la bien engager, sans entraînement ni du cordon, ni d'aucune autre partie fœtale. — Eaux abondantes claires. — Les douleurs spontanées se succèdent :

à 7 h. 5	7 h. 32	8 h. 2
à 7 h. 12	7 h. 34	8 h. 7
à 7 h. 14	7 h. 35	8 h. 8
à 7 h. 18	7 h. 37	8 h. 12
à 7 h. 20	7 h. 45	8 h. 16
à 7 h. 22	7 h. 51	8 h 20
à 7 h. 24	7 h. 54	8 h. 22
à 7 h. 25	7 h. 58	8 h. 23
à 7 h. 29	8 heures	

La femme pousse à chaque contraction avec la plus grande énergie, sans parvenir à expulser l'enfant ; le détroit supérieur ne peut être franchi ; ce qui paraît descendre, c'est la bosse sanguine ; il s'agit, du reste, d'une position céphalique en O. I. D. P. Nous avons fait à 8,23 une application de forceps (Simpson) au détroit supérieur et fait l'extraction en occipito-postérieure (sacrée) directe. A 8,30, nous avions un petit garçon vivant et criant, du poids de 2 kil. 750.

L'opération de provocation et d'extraction avait donc duré en tout dix heures et demie. C'est une allure de train rapide ; en l'espèce, j'estime que poursuivre un record de vitesse plus vertigineuse, c'est de l'imprudence, du surmenage nuisible pour la femme et pour l'enfant. Actuellement, je plante un poteau : ralentir, descente dangereuse, casse-cou ! Ne cherchez pas à accélérer l'allure, si rien ne commande d'achever en moins de dix heures.

Je trouve à l'emploi du dilatateur de Tarnier ou de tout autre appareil similaire les avantages ci-après :

1. Il n'oppose aucun obstacle à l'engagement et à la descente de la présentation.

2. Il est facile à aseptiser rapidement et complètement par flambage ou par ébullition.

3. Il détermine rapidement et sûrement des contractions utérines.

4. La somme des souffrances et des ennuis qu'il cause est inférieure à celle des autres procédés, justement à cause de sa rapidité d'action. L'intensité est rachetée par la brièveté.

5. Sécurité plus grande, presque absolue, au point de vue de l'infection.

On objecte, en y insistant plus que de raison, l'intensité de la douleur d'introduction et des douleurs utérines déterminées et, en second lieu, on signale le danger des déchirures du col.

Examinons la valeur réelle de ces objections. J'ai fait usage des ballons et du dilatateur; par conséquent, je puis les comparer.

D'après mon observation, les douleurs utérines déterminées par le dilatateur métallique sont moins longues et moins énervantes qu'avec les ballons, parce qu'elles sont uniquement utérines et non à la fois utérines et vaginales.

La parturiente n'est pas surmenée, si l'on a soin de fractionner le temps d'application en deux séances d'une à deux heures avec un intervalle de trois à quatre heures de repos entre les deux ; quatre heures au lieu de douze à quatorze, la différence est notable.

Quant aux douleurs d'introduction et au danger de déchirure du col, ces reproches s'adressent plutôt à l'opérateur qu'à l'instrument.

L'opérateur doit être patient et doux ; il doit se garder de tendre à faire un accouchement forcé, de poursuivre le *record* de vitesse en écartant violemment les branches du dilatateur pour aller plus vite. Il fera souffrir la femme sans grand bénéfice, au point de vue de l'abréviation du travail. Il faut confier l'écartement des branches à l'action douce et continue d'un anneau de caoutchouc large, auquel on substitue graduellement un anneau plus étroit suivant la marche de la dilatation. On ne doit pas oublier que le dilatateur Tarnier agit autant comme excitateur physiologique de la fibre musculaire que comme agent mécanique de distension des anneaux occlusifs du col.

Point capital : celui qui assume la responsabilité d'un accouchement provoqué doit s'imposer l'obligation de rester auprès de sa malade tout le temps des séances pour surveiller, régler le jeu de son dilatateur, pour encourager la malade, la rassurer et parer à toute éventualité.

Inutile d'insister sur toutes les précautions de l'asepsie qui sont d'un usage courant aujourd'hui, en pratique obstétricale ; elles s'imposent avec plus de rigueur encore dans les actes où le rôle de l'accoucheur est plus en évidence et, par suite, engage plus ostensiblement sa responsabilité, comme c'est le cas pour l'accouchement prématuré artificiel.

Je crois donc que l'on doit revenir de l'opinion défavorable qu'on s'était faite tout d'abord du dilatateur métallique de Tarnier. Je serais heureux d'avoir contribué à le réhabiliter par cette étude, qui a pour base une trentaine de faits personnels : environ 18 de mon service de la Maternité à la Charité et 12 de ma clientèle urbaine.

Procédé de l'auteur. — Je résumerai mon procédé comme suit : Dans les quelques jours qui précèdent la date fixée pour l'intervention, faire deux fois par jour une injection vaginale avec de l'eau boriquée ou de l'eau bouillie, en se servant d'un seau, d'une canule, d'un bassin, de tubes de caoutchouc soumis préalablement à une ébullition prolongée. Les soins quotidiens de ces appareils seront toujours rigoureusement observés.

Le matin du jour fixé, rasage ou éméchage de la région pileuse, savonnage *intus et extra*, lavage au sublimé ou à l'hermophényl ou au phénosalyl, ou à l'aniodol, ou au laurénol ; rinçage à l'eau bouillie.

On met le spéculum pour nettoyer le col avec des tampons trempés dans une solution antiseptique, puis badigeonnage du col avec de la teinture d'iode, rinçage à l'eau bouillie.

Placement dans l'orifice du col de deux branches du dilatateur, comme on met les branches d'un forceps, de façon à ce que les pétales de la tulipe s'accrochent réelle-

ment sur l'anneau de l'orifice interne du col. Je ne me
sers que très rarement de la troisième branche, parce
qu'elle est moins bien tolérée habituellement et, du reste,
le plus souvent inutile.

On articule les branches et l'on place sur l'extrémité
extérieure de ces branches un anneau de caoutchouc sem-
blable aux anneaux de parapluie, préalablement asep-
tisé. L'anneau doit être assez large pour n'écarter les
branches intérieures qu'avec modération ; les sensations
de la malade combinées avec le tact professionnel donnent
la juste mesure.

J'ai ajouté le badigeonnage iodé avec le spéculum à
mon manuel opératoire, dans le but d'augmenter les sécu-
rités au point de vue de l'asepsie.

La femme est remise dans son lit en décubïtus dorsal ;
on entoure alors les parties extérieures des branches avec
un bloc de coton stérilisé et... l'on attend... peu. Au bout
d'une demi-heure, en effet, les contractions s'éveillent et
se répètent toutes les trois à cinq minutes, cantonnées
d'abord au segment inférieur, ou partiellement limitées à
un côté de l'utérus, puis se généralisant à l'ensemble de
l'organe gestateur et dessinant le globe dur par intermit-
tence régulière qui est l'indice d'un travail bien lancé.

La séance ne doit pas dépasser la durée de deux heures,
si l'on ne veut pas fatiguer inutilement la femme. On
enlève les branches en les décroisant en les sortant l'une
après l'autre comme les branches d'un forceps. Lavage ;
examen ; relavage.

Après trois à quatre heures de repos, seconde séance
d'une heure et demie à deux heures, à la fin de laquelle le
col est effacé et la dilatation est complète ou à peu près ;
j'entends que, si l'orifice interne persiste, il est dilatable
à souhait.

Alors, bien entendu, l'accoucheur se conduira suivant la présentation, la position et l'état du fœtus, d'une part, et, d'autre part, suivant la conformation pelvienne, l'état local et l'état général de la femme.

En suivant les principes de la prudence et de l'hygiène aseptique, dans les changements de tactique qui forment ma triple phase d'évolution, je suis heureux de pouvoir dire que, jusqu'à présent, je n'ai eu, grâce à Dieu, à déplorer ni infection, ni accident. Cette constatation finale est faite pour rassurer et encourager. J'ai eu ainsi le bonheur de procurer à des familles qui n'avaient pu conserver ou qui n'auraient pu avoir d'héritiers de beaux enfants qui en font la joie et qui en seront l'ornement, je l'espère.

§ II. — De l'Accouchement artificiel ou provoqué à terme fixe.

Est-il légitime de chercher à régler l'accouchement à jour fixe, comme on règle toute opération chirurgicale?
Oui, lorsque le terme est atteint et que le volume du fœtus peut faire craindre une complication dystocique sérieuse.

Il ne s'agit vraiment ici que d'une argumentation *a fortiori*.

La question du procédé opératoire n'étant plus à débattre, ce paragraphe sera moins long. Que ce soit à terme, que ce soit avant terme, la provocation du travail requiert les mêmes moyens, les mêmes expédients, les mêmes soins.

La question litigieuse à examiner est celle de la légitimité de l'intervention à terme, chez une femme bien conformée, mais qui dépasse son terme, en empiétant plus ou moins sur le dixième mois solaire, d'après les calculs habituels de l'âge de la grossesse et de la maturation du fœtus.

Nous avons à réfuter l'objection fondée sur un respect très louable mais exagéré de la bonne nature et de ses admirables lois. Il est bien vrai que la bonne nature a réglé toutes choses mieux que nous ne saurions le faire, N'est-il pas téméraire et imprudent, dit-on, de prétendre à modifier la marche des événements réglés par elles. Je le veux bien, mais pourquoi donc les femmes se plaignent-elles sans cesse de leur sort, pourquoi s'insurgent-elles contre les arrêts de la nature? Certaines vont jusqu'à trouver que les enfants devraient se fabriquer autrement et volontiers elles en abandonneraient la confection aux maris. N'est-ce pas ce qu'elles déclarent généralement, quand elles sont aux douleurs? D'autres, qui acceptent leur rôle et apprécient la part que la Providence leur a faite, part si belle qu'elle constitue pour elles le droit à la royauté du foyer domestique et à toutes les tendresses de la reconnaissance des enfants, — murmurent parfois que le stage de neuf mois est vraiment bien long et que les jours supplémentaires sont vraiment un mortel ennui pour elles et pour tous ceux qui attendent autour d'elles.

Nous sommes parfaitement de cet avis et nous ne songeons qu'à venir en aide aux plaignantes, sans manquer, ni de soumission, ni de respect à aucune des lois de la nature. Le premier secours à apporter à bien des femmes, c'est de les délivrer du scrupule d'agir contre les lois de la nature et de son Créateur, en acceptant une intervention qui semble être une correction de l'œuvre providentielle. En vérité, l'intervention n'a pour fin que de ramener à la stricte observance des lois naturelles, en empêchant de dépasser le terme normal de la grossesse. Il est établi par la nature que les femmes doivent attendre l'échéance du travail spontané, si la délivrance se produit à la fin du neuvième mois, temps requis pour la maturation du produit de la conception. Il ne faut donc pas dépasser ce terme.

Il est reconnu de tout le monde qu'en général nous avons meilleur compte à laisser la nature agir d'elle-même qu'à vouloir la régenter. Grand Dieu ! que deviendrait la machine humaine, si son propriétaire en avait l'omnipotente direction !? Le médecin le sait mieux que personne.

Heureusement, les rouages en ont été si bien construits et le fonctionnement en a été si merveilleusement réglé, dès le principe et pour toujours, que la machine marche, fonctionne et se régénère, sans que l'homme en ait conscience et, *a fortiori*, sans son concours directeur et essentiel.

Et cependant, toute merveilleuse qu'elle soit, l'expérience a bien appris que cette machine a besoin parfois d'un certain et secondaire concours de la part de son ignorant propriétaire ; la Providence a voulu qu'une part fût réservée à l'initiative de l'homme, afin de l'intéresser à sa conservation ; elle lui a laissé la surveillance des écarts de la nature et le droit comme le devoir de les prévenir ou de les atténuer. N'avons-nous pas le droit d'endiguer les fleuves ? Aucune loi morale ne peut défendre de coopérer sagement à la bonne marche des phénomènes les plus naturels. En poussant trop loin le fétichisme de la nature, on arriverait à repousser tous les soins dans la maladie et toute assistance dans les accouchements. Aider la nature n'est pas lui manquer de respect.

En morale, un acte est blâmable quand il en résulte *per se* un préjudice pour des tiers ou pour soi-même. La provocation de l'accouchement est-elle dommageable à l'un des facteurs en cause? Toute la question est là. Nous répondrons *non*, sans ambage. En effet, lorsque la gestation a duré neuf mois, il est certain que l'enfant est non seulement viable, mais armé de toute l'énergie vitale à laquelle il a droit. On ne lui cause donc aucun préjudice en l'appelant à la lumière du jour, au bout de ses neuf mois bien comptés, et lorsque, par le palper, on a acquis la certitude qu'il a atteint un développement en rapport avec l'âge supputé. Quel préjudice cause-t-on à la femme? Aucun théoriquement, si les manœuvres exercées sont inoffensives par elles-mêmes et exemptes du danger d'infection microbienne.

Avant l'antisepsie, on ne pouvait répondre affirmativement sur ce point capital. On le peut à l'heure présente, dans une certaine mesure. Cette réserve implicite est la part faite à l'imprévu des choses de ce monde, même des plus parfaites. D'un autre côté, la provocation de l'accouchement à terme n'étant pas une partie de plaisir et les actes humains devant, pour être conformes à la morale, être inspirés par des motifs de raison et non de caprice ou de mode, ce qui est tout un, nous estimons qu'un accoucheur serait répréhensible, s'il accordait l'intervention dont il s'agit, sans motif sérieux (nous avons signalé les motifs de nécessité plus urgente au paragraphe de l'accouchement provoqué avant terme), uniquement dans le but de débarrasser plus tôt une cliente : *a)* qui serait pourvue d'un large bassin, *b)* qui porterait un fœtus de volume normal proportionné au bassin maternel, *c)* qui aurait accouché très aisément dans des grossesses antérieures.

Il ne faut pas jouer avec le feu. Jamais nous n'approu-

verons celui qui voudrait mener l'accouchement comme
une opération chirurgicale quelconque, à son jour, à son
heure, sans autre motif que des convenances personnelles de famille ou de médecin.

La pente vers le rastaquouérisme est trop glissante.

Dans des conditions inverses, la thèse de la provocation de l'accouchement à terme est absolument soutena-
ble. Je n'hésite même pas à dire que plus nous offrirons
de garanties de sécurité sous le rapport de l'asepsie, plus
nous serons autorisés à conseiller aux femmes de ne pas
traîner indéfiniment leur grossesse en longueur, lorsque
nous aurons acquis la certitude, à l'aide des moyens d'in-
vestigations et de mensurations, dont la clinique s'enri-
chit chaque jour, que leur bassin est juste suffisant, que
le volume du fœtus menace de devenir, par la continua-
tion de la grossesse au delà du terme réglementaire, dis-
proportionné avec les dimensions de la filière pelvienne,
ou lorsque l'ossification céphalique paraîtra bien avancée
au toucher.

Mais on aura le devoir d'insister encore plus vivement,
lorsque des accouchements antérieurs, survenus sponta-
nément deux ou trois semaines après le terme normal, ont
été laborieux, compliqués ; qu'ils ont exigé des manœuvres de version scabreuses, des applications de fer péni-
bles soit au détroit supérieur, soit dans l'excavation, à
cause de l'absence de malléabilité de la tête résultant
d'une ossification avancée ou de l'excès de volume général
de l'enfant par rapport aux voies maternelles normales
ou presque normales. Il y a l'angustie pelvienne absolue et il y a l'angustie pelvienne relative. L'accoucheur doit calculer sur les deux facteurs : corps
fœtal et organes maternels. — Le souvenir des angoisses
éprouvées, des souffrances endurées, des opérations

émouvantes subies, des blessures périnéales et autres qui
ont accidenté l'extraction, des dangers courus et bien souvent le souvenir des blessures, des mutilations du fœtus,
enfoncements et fratures du crâne, luxations et paralysies
et enfin, trop souvent, le souvenir de la mort du fœtus
avant son extraction du sein maternel, le souvenir dou-
loureux d'une horrible scène d'embryotomie sur un enfant
magnifique, trop magnifique, hélas! atteignant des poids
énormes, seront des arguments d'une éloquence persua-
sive irrésistible dans la bouche du médecin-accoucheur
qu'on saura incapable de s'inspirer d'aucun autre mobile,
je ne dis pas seulement que celui de son dévouement,
mais que celui des véritables intérêts de la mère et de
ses espérances ; qui, outre sa probité et son dévouement, offrira, d'ailleurs, toute garantie de savoir, d'expérience, d'habileté et d'asepsie éprouvée.

Toutes ces qualités, toutes ces garanties, vous les offri-
rez un jour ; ce sera le fruit de votre incessant labeur et
de votre persévérante ascension vers la perfection profes-
sionnelle. Vous pourrez, en suivant la voie que je vous
trace, sauver, je l'espère, de nombreuses existences en
leur fleur, en leur germe ; vous aurez ainsi bien mérité
de la patrie et vous aurez fait votre devoir.

9 782329 167497